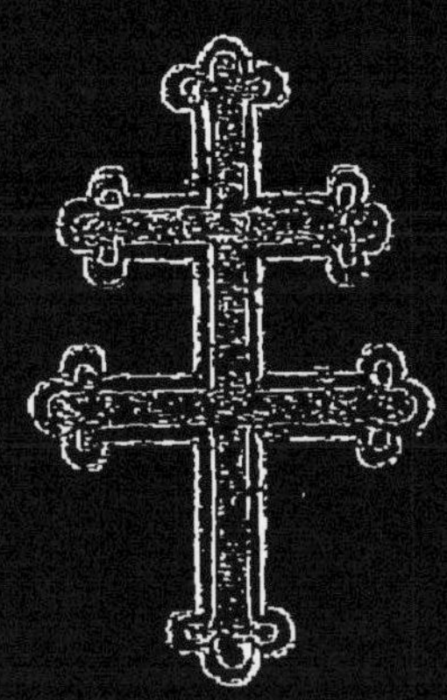

Plombières

(Vosges)

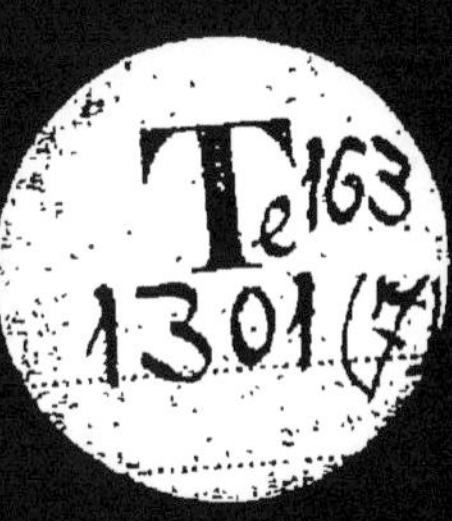

1891

PLOMBIÈRES

SES SOURCES. — SES BAINS

INDICATIONS THÉRAPEUTIQUES

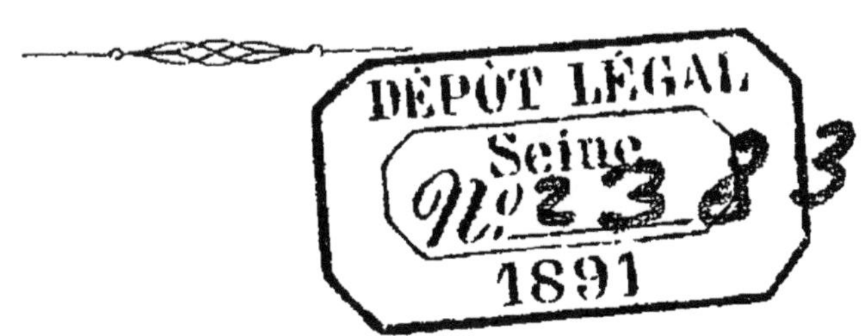

PLOMBIÈRES

AUX BUREAUX DE LA Cie DES THERMES

1891

RENSEIGNEMENTS

ARRIVEE

On arrive directement à Plombières par le chemin de fer de l'Est. La ligne qui réunit Plombières à la gare d'Aillevillers a 11 kilomètres et aboutit à une jolie gare, située en face du parc. On y trouve des omnibus à toutes les arrivées des trains.

La station d'Aillevillers est située sur la ligne ferrée qui réunit le chemin de fer de Strasbourg à la ligne de Mulhouse.

De Paris, on peut partir par la ligne de Mulhouse, appelée maintenant la ligne de Belfort, et l'on met par l'express, 8 heures pour se rendre à Plombières.

Ce trajet a l'avantage d'abréger la route de 61 kilomètres. L'on passe par Troyes, Chaumont, Langres, Port-d'Atelier, Aillevillers et Plombières.

La ligne de Strasbourg passe par Epernay, Châlons, Bar-le Duc, Nancy, Aillevillers et Plombières.

Il existe dans les express de la ligne de Belfort, pendant la saison des eaux, des voitures qui se rendent directement à Plombières sans transbordement.

Il y a aussi un service de diligences de Remiremont à Plombières.

Lorsque l'on part de Paris, l'on peut prendre à
volonté, soit la ligne de Belfort, soit la ligne de
Nancy.

Lorsqu'on vient du Midi, on prend le chemin de
fer de Lyon jusqu'à Dijon, et l'on passe par Gray,
Vesoul, Port-d'Atelier ou mieux encore par Isle-sur-
Thil et Cumont Chalindray, Port-d'Atelier, ce qui
abrège la route de 4 heures. Il importe du reste, de
consulter avec soin les indicateurs, car on emprunte
pour ce voyage deux lignes différentes et les services
varient chaque année.

Quand on vient du Nord ou de l'Angleterre, on a
à sa disposition le Calais-Bâle (viâ Nancy-Epinal)
qui passe par Calais, Amiens, Tergnier, Reims,
Châlons-sur-Marne, Nancy, Epinal, Aillevillers,
Plombières. Trajet de Londres à Plombières par le
Calais-Bâle, 16 heures.

De Bruxelles à Plombières, il y a deux routes prin-
cipales, par Arlon, Arthus, Longwy, Nancy, Epinal,
Aillevillers, Plombières, trajet en 14 heures, ou par
Luxembourg, Metz, Nancy et Mirecourt.

PLOMBIÈRES

La petite ville de Plombières, célèbre par le précieux établissement de ses eaux minérales, est située dans une vallée profonde, à l'extrémité méridionale du département des Vosges.

Plombières est une jolie petite ville de 2.000 habitants, située à 450 mètres au-dessus du niveau de la mer, entourée de tous côtés par des collines couvertes de forêts de chênes et de sapins.

Ses bains sont connus depuis les temps les plus reculés, comme le prouvent les traces nombreuses des constructions et des travaux exécutés pendant la domination romaine, entre le 1er et le IVe siècles.

On retrouve encore aujourd'hui les restes des travaux en ciment destinés à créer un lit à l'Eaugronne, petite rivière qui traverse la ville de Plombières, et destinés à isoler les eaux chaudes qui se confondaient jadis avec le torrent.

Dans une grande partie de la rivière, son lit est encaissé par d'énormes blocs de pierre dure, taillés et posés les uns sur les autres, avec des retraits en forme de degrés ; plusieurs de ces carreaux sont couverts de lettres capitales encore visibles, et leurs joints sont presqu'imperceptibles. Les Romains avaient ainsi capté les sources thermales, construit des étuves qui subsistent encore aujourd'hui, et une immense piscine qui ne contenait pas moins de 4 à 500 mètres cubes d'eau minérale.

Après la chute de l'Empire romain, Plombières subit de nombreuses vicissitudes. Son nom reparaît cependant vers le milieu du xvie siècle.

Montaigne, qui avait fréquenté presque tous les bains de l'Europe, affirme « *que ceux où il y a le plus d'aménité de lieu, commodités de logis, de vivres, de compagnies... sont, en France, ceux de Plombières et de Bagnères* ».

La prospérité de Plombières s'accentue sous le règne du roi Stanislas, qui contribue par tous les moyens à améliorer ses établissements. Les filles de Louis XV viennent prendre les eaux. Les personnages les plus célèbres se succèdent aux eaux de Plombières. Citons Maupertuis, Voltaire, Beaumarchais, la reine Hortense, l'impératrice Joséphine, puis la duchesse d'Orléans, qui apprit à Plombières la mort de son mari. Plus tard le comte de Cavour et Napoléon III, qui y fit huit saisons.

LES SOURCES

Les sources dont les malades font usage en boisson sont la source des Dames et la source du Crucifix (arséniatées sodiques) les sources savonneuses (laxatives) et la source Bourdeille (ferrugineuse).

Voici l'analyse de deux des sources les plus importantes :

	SOURCE des DAMES	SOURCE SAVONNEUSE
Oxygène	1 77°	4 75°
Azote	9 62	12 24
Acide carbonique libre	0g.01287	0g.00309
Acide silicique	» 02731	0 01589
Sulfate de soude	» 09274	0 04685
— d'ammoniaque	» 00007	traces.
Arséniate de soude		
Silicate de soude	» 05788	0 04209
— de lithine	traces.	traces.
— d'alumine		
Bicarbonate de soude	» 01133	0 00818
— de potasse	» 00133	traces.
— de chaux	» 03868	0 04451
— de magnésie	» 00670	0 01253
Chlorure de sodium	» 00927	0 00651
Fluorure de calcium	traces.	traces.
Oxyde de fer et manganèse		
Matière organique azotée	indiquée	indiquée
	0 g.25281	0 g.19965

Plombières est un des établissements ther-
maux les plus importants par l'abondance, la
température et l'efficacité de ses eaux.

Il existe à Plombières, 27 sources qui four-
nissent l'énorme quantité de 750 mètres cubes
par 24 heures, ce qui permet de suffire à toutes
les exigences du service, à l'époque de la plus
grande affluence des malades. La température
varie de 20 à 74° centigrades. Le traitement de
Plombières consiste en bains, étuves, douches
et dans l'usage des eaux prises en boisson.

COMPOSITION CHIMIQUE DES EAUX

DE PLOMBIÈRES

La composition chimique des eaux de Plombières les a fait ranger assez arbitrairement dans quelques-unes des classes ou divisions admises pour les eaux minérales.

Certains auteurs avaient placé Plombières dans les eaux bicarbonatées, d'autres dans les sulfatées sodiques. La présence de l'arsenic dans les eaux de Plombières a été découverte en 1848. C'est à cet élément que l'on attribue aujourd'hui l'action thérapeutique de ces eaux. M. L'héritier a fait ressortir l'analogie qui existe pour le champ de leur application, entre l'arsenic et les eaux de Plombières : fièvres intermittentes, rhumatismes, dermatoses, paralysies. Si les eaux de Plombières jouissent, abstraction faite de l'arsenic qu'elles renferment, des propriétés des altérants généraux, elles doivent à l'arsenic une propriété altérante, élective, laquelle a le système nerveux pour objet.

Dans ses leçons cliniques de l'hôpital Saint-Louis, Bazin attribue aux eaux de Plombières les propriétés des eaux arséniatées sodiques et les range dans cette classe qu'il considère comme le spécifique hydrologique de l'herpétisme.

Mais il est difficile de séparer chacun des éléments qui entrent dans cette question si complexe des causes de l'efficacité des eaux. L'action des eaux de Plombières n'est pas due exclusivement à la présence de l'arsenic, la haute température de ces eaux, le calorique ont une part incontestable.

Mais on ne peut admettre que les effets des eaux de Plombières soient dus exclusivement à leur thermalité. C'est ce qu'a fait si bien ressortir, en parlant de Plombières, M. le docteur Jules Simon, dans ses leçons de clinique thérapeutique faites à l'hôpital des Enfants-Malades. Il s'exprime ainsi : « Je ne saurais encore accepter la théorie qui ne s'appuie que sur leur thermalité. Bien que certaines sources y atteignent 32°, 68° et même 74°, vous ne pourrez arriver à produire l'action physiologique des eaux de Plombi ère avec une eau commune, portée au même degré et même plus chargée de sels. Mieux vaut renoncer, quant à présent, à interpréter les faits entourés de telles inconnues, que de se hasarder dans des conceptions illusoires. La tempé-

rature, aidée probablement d'une transforma-
tion rapide des sels, de l'état électrique de l'eau,
est, à n'en pas douter, une portion importante
des forces mises en activité. Ce qu'il y a de certain et ce qui est l'essentiel, c'est que ces eaux
peu minéralisées, dont l'emploi est à peu près
exclusivement externe, stimulent la circulation
cutanée au point d'irriter la peau, donnent du
ton à l'économie sans l'exciter, augmentent
l'appétit, favorisent la digestion et les secré-
tions urinaire et cutanée. Vous n'avez pas à re-
douter ici une altération du sang par l'alcalinité,
une excitation nerveuse par l'abondance des
principes minéralisateurs.

« La température des bains et des douches est
habilement graduée par les médecins traitants,
qui en font un élément sédatif approprié au
tempérament ».

Mais, si l'arsenic n'est pas exclusivement l'a-
gent thérapeutique des eaux de Plombières, il
en est l'agent principal. Si l'on étudie les symptômes que l'arsenic détermine chez l'homme en
santé, lorsqu'il est administré à très petites
doses, on remarque les mêmes effets généraux
chez les malades qui suivent le traitement
hydrothermal à Plombières : il suffit de rappeler l'efficacité des eaux de Plombières, comme

de la médication arsenicale, dans la cachexie paludéenne, l'herpétisme, l'arthritisme, le rhumatisme, les affections nerveuses générales ou localisées et les maladies chroniques du tube digestif.

LES BAINS

L'établissement sanitaire de la ville de Plombières est aujourd'hui l'un des plus importants et l'un des plus beaux de la France thermale. Les bains se divisent en trois classes, d'après l'installation et le confortable qu'on y trouve. Le tarif en est différent, ce qui permet de mettre le traitement à la portée de toutes les bourses. Ils sont au nombre de sept.

Bains de 1re *classe* : Les Nouveaux Thermes, le bain Romain et le bain Stanislas.

Bains de 2e *classe* : le bain National et le bain des Dames.

Bains de 3e *classe* : le bain Tempéré et le bain des Capucins.

Les Nouveaux Thermes. — Ce nouvel établissement, le plus grand aujourd'hui de tous ceux de Plombières, fut d'abord appelé Bain Napoléon. Placé entre les deux bâtiments des grands hôtels, avec lesquels il communique directement, ce bain se compose d'un rez-de-chaussée contenant vingt-huit cabinets, ayant chacun leur vestiaire et une installation de douches Tivoli, plus huit cabinets de douches écossaises, six douches en pluie, deux douches en cercle et deux douches en panier.

Tous ces cabinets donnent sur une vaste nef qui a 55 mètres de long et 11 mètres de hauteur. Cette nef forme une sorte de salle des pas-perdus et offre un lieu de promenade pour les jours de pluie. Le premier étage se compose d'une galerie faisant le tour de l'établissement, et sur laquelle s'ouvrent trente-deux cabinets, ayant chacun son installation de douches Tivoli. Il y a en outre dans cet établissement six cabinets de douches ascendantes.

BAIN STANISLAS. — Ce bain a été installé dans l'ancienne maison des dames chanoinesses du chapitre de Remiremont, achetée par la Compagnie Fermière en 1881. Le rez-de-chaussée est réservé aux salles de massage, au nombre de deux, l'une pour les hommes, l'autre pour les dames. Ces salles communiquent, par deux escaliers séparés, avec les étuves. Elles contiennent des lits de repos, où les malades peuvent se faire masser en sortant de l'étuve. On trouve encore au rez-de-chaussée toutes les variétés de douches. Au milieu un élégant salon d'attente.

Le premier étage est réservé aux cabinets de bains, avec chacun leur douche Tivoli. Chaque cabinet est précédé d'un vestiaire très confortable.

Bain Romain. — Situé au centre de la ville, le bain Romain doit le nom qu'il porte aujourd'hui aux restes d'une piscine de construction romaine sur lesquels il repose. Il y avait là, une vaste piscine à ciel ouvert, de 100 mètres de longueur environ, qui descendait jusqu'au dessous du bain Tempéré. Aujourd'hui il ne reste plus de traces apparentes de l'ancien établissement ; le bassin sert de base à une galerie de cinquante-quatre pieds de long sur vingt-deux de large, qui le recouvre en entier, et autour de laquelle on a disposé vingt-quatre cabinets particuliers, où les baigneurs rencontrent à la fois le bain et la douche. Toujours échauffée par l'eau sur laquelle elle repose, cette galerie est surbaissée de quelques degrés ; sa base est dallée en marbre des Vosges, et son dôme est surmonté d'une vitrine oblongue par laquelle elle reçoit la lumière.

Bain National. — Commencé sous le premier Empire, ce bain, qui a été élevé à la place de l'ancien couvent des Capucins, a été terminé en 1821. C'était avant la construction des Nouveaux Thermes, la partie la plus considérable de l'établissement thermal de Plombières. Il contient au rez-de-chaussée, quatre belles piscines en marbre, réservées aux dames, une étuve appelée l'Enfer, des étuves générales et locales, plus quarante cabinets de bains avec douches Tivoli, plus deux cabinets de douches écossaises.

Dans un pavillon attenant au bain National se trouve le *bain des Princes*, renfermant deux belles piscines à forme antique, pratiquées en contrebas du sol, revêtues de marbre des Vosges. Elles furent construites pour l'impératrice Joséphine et réparées en 1842, pour Mme la duchesse d'Orléans.

Bain des Dames. — Le bain des Dames tire son nom de l'ancienne abbaye des Dames nobles de Remiremont, dont il a été la propriété depuis le xiiie siècle jusqu'à la révolution de 1789. Il se compose d'une fort jolie salle d'attente dallée en marbre des Vosges, dans laquelle s'ouvrent quatorze cabinets de bains, tous pourvus de douches Tivoli et de baignoires. Au-dessous du bain des Dames, se trouve le bain de l'Hôpital Thermal, fréquenté surtout par les militaires et marins que le Conseil de santé des armées envoie chaque année à Plombières.

Bain Tempéré. — Le bain Tempéré consiste en une vaste salle voûtée, soutenue par douze gros piliers. Au centre de cette salle se trouvent quatre piscines en marbre, réservées aux hommes et pouvant contenir chacune de vingt à vingt-cinq personnes. Autour de ces piscines sont dix-huit baignoires, puis au 1er étage, onze cabinets dont cinq à deux baignoires. On y trouve encore des douches écossaises, Tivoli, ascendantes, etc.

BAIN DES CAPUCINS. — Le bain des Capucins, appelé aussi autrefois bain des Goutteux, communique avec le bain tempéré par un passage voûté. C'est une salle carrée et voûtée en ogive, à la manière d'une chapelle, et dans laquelle on trouve une grande piscine divisée en deux parties dont l'une a une température de 36° centigrades et l'autre a 40° centigrades. Dans la première, l'eau arrive par une ouverture circulaire : c'est la *source des Capucins*. C'est là que les dames vont chercher un remède à la stérilité, quand l'eau du bassin a été complètement évacuée.

LES ETUVES

Il existe à Plombières deux étuves : les étuves Romaines et les étuves de l'Enfer.

Les étuves romaines sont situées au haut de la ville devant la Maison des Dames, aujourd'hui bain Stanislas. Les Romains avaient construit leurs étuves à l'endroit où les sources ont la température la plus élevée. Elles sont restées ignorées jusqu'à leur découverte par M. l'ingénieur Jutier.

Avant cette découverte, on n'avait que l'*étuve de Bassompierre*, construite sous le gouvernement de M. Charles-Louis de Bassompierre, qui accompagna à Plombières le duc de Lorraine. Son nom était gravé sur le linteau supérieur de la porte ; elle fut affectée longtemps au service de l'hôpital.

M. l'ingénieur Jutier, en explorant les sources situées au-dessus de l'étuve de Bassompierre, a été conduit à reconnaître l'existence de l'ancienne piscine romaine.

Aujourd'hui cette ancienne piscine est devenue un magnifique vaporarium, une étuve des plus vastes et des plus commodes. Depuis 1882, on l'a fait communiquer avec la Maison des Dames, devenue bain Stanislas.

Il y a deux étuves, communiquant chacune par un escalier large et commode avec le rez-de-chaussée ou bain Stanislas.

L'une de ces étuves, destinée aux hommes, est de construction romaine, et dans les fouilles qui ont été faites pour le captage des sources, elle a été retrouvée telle qu'elle est aujourd'hui.

Dans l'angle nord-est, on voit plusieurs sources entièrement chaudes qui sortent du granit ; mais ce qu'il y a de remarquable, c'est un énorme robinet de bronze qui était là, fermé et enfoui depuis des siècles, et portant encore la clef destinée à le mouvoir.

Quand on le découvrit, l'action du temps l'avait pour ainsi dire soudé, et il résista aux premières tentatives faites pour l'ouvrir. On passa alors dans l'anneau une barre de fer et après quelques efforts le robinet tourna dans sa boîte. Il jaillit un jet d'eau considérable, à la température de 74° centigrades.

L'autre étuve, destinée aux dames, est revêtue de parois de marbre blanc.

L'aménagement de ces étuves réalise l'installation la plus luxueuse, la plus confortable et la mieux appropriée aux intérêts des personnes qui les fréquentent.

On pénètre d'abord dans un élégant salon, où se trouvent des journaux et des revues, et où l'on attend, avant ou après les étuves, pour ménager les transitions de température. A droite se trouve l'étuve des hommes, à gauche, l'étuve des dames.

Des magnifiques vestiaires garnis de tapis sont maintenus à une température de 20° centigrades. On pénètre ensuite dans les salles de massage, où se trouvent les lits de repos, et où la température est de 34° centigrades. Après y être resté quelque temps, on descend dans les étuves par des escaliers bien chauffés, de manière à faire supporter la haute température des étuves. Celles-ci sont très spacieuses, garnies de gradins en marbre et éclairée s par en haut. On s'y promène pendant le temps prescrit par les médecins, puis l'étuviste ramène le malade à la salle de massage, où couch é sur des lits de repos, il attend le massage pratiqué méthodiquement et scientifiquement. Un personnel expérimenté de masseurs et de masseuses pratique le massage sur les lits de repos, ou bien encore sous la douche chaude et aussi à domicile.

A côté de la salle de massage, se trouvent les salles de douches froides, chaudes, écossaises, etc., et l'organisation hydrothérapique la plus complète et la plus confortable.

Depuis quelques années, les succès obtenus à Plombières dans le traitement des différentes variétés de rhumatismes, de goutte, de l'obésité, des affections articulaires, ont fait *décupler* le nombre des étuves et des massages.

L'INSTALLATION HYDROTHÉRAPIQUE de Plombières ne laisse rien à désirer. Grâce à la haute thermalité des sources minérales de Plombières, au captage de sources froides venant de la montagne, on a pu réunir toutes les ressources qu'exigent aujourd'hui le perfectionnement de l'hydrothérapie scientifique moderne. Indépendamment de la force et de la température, de la perfection des appareils hydrothérapiques, les malades trouvent à Plombières une installation des plus confortables, complément nécessaire et indispensable pour mériter la qualification donnée aux étuves et aux douches, d'installation sans rivale en France et à l'étranger.

Le traitement de Plombières consiste en bains plus ou moins prolongés, suivant l'effet que l'on veut obtenir, souvent suivis de douches chaudes appelées douches Tivoli, avec ou sans massage pendant la douche. On emploie aussi les douches écossaises stimulantes ; les bains de vapeurs, suivis de sudation, de massage et de douches ; et l'eau en boisson, dans certains cas spéciaux. Dans les dyspepsies et les diarrhées on a recours à la source des Dames ou à la source du Crucifix. On emploie avec succès l'eau savonneuse à cause de ses propriétés laxatives. C'est par l'emploi sagement combiné de ces différents moyens que les médecins traitants obtiennent d'heureux résultats dans des maladies différentes pour lesquelles les eaux de Plombières sont formellement indiquées.

INDICATIONS THÉRAPEUTIQUES DES EAUX DE PLOMBIÈRES

La douceur extrême des eaux de Plombières, le bien-être qu'on éprouve en s'y baignant, en ont fait, à toutes les époques, le remède par excellence dans les souffrances si nombreuses, si variées, du système nerveux.

L'action du système nerveux se trouve quelquefois exagérée ou bien au contraire diminuée. On voit survenir des phénomènes d'excitation, d'éréthisme nerveux, ou bien, au contraire, il existe un état de torpeur, de prostration du système nerveux, avec des troubles des appareils qui sont sous sa dépendance. Il faut donc avoir recours à une médication calmante, adoucissante ou *sédative*, ou bien, au contraire, recourir à une médication énergique *stimulante.*

Employées d'une manière différente, les eaux de Plombières produisent des effets opposés. On peut obtenir une médication stimulante ou bien au contraire une médication calmante, sédative. Cela dépend des pratiques conseillées par le médecin appelé à diriger le traitement.

Mais la principale propriété des eaux de Plombières est de calmer ou même de régulariser l'action du système nerveux. C'est à cette action sédative des eaux de Plombières que sont dus la plupart des succès qui ont fait la réputation de cette importante station.

La médication sédative ou calmante n'exclut pas l'emploi simultané de *douches dérivatives* ou même de douches *stimulantes* et *toniques*.

C'est de l'emploi sagement combiné des moyens que l'on trouve à Plombières, que dépend le succès si impatiemment attendu par le malade.

MALADIES DU TUBE DIGESTIF

DE LA GASTRALGIE. — La gastralgie est certainement de toutes les névroses la plus commune. Ce n'est pas une affection simple et toujours identique dans ses causes, dans sa marche et dans l'expression de ses symptômes ; c'est une maladie multiple présentant presqu'autant de variétés qu'il y a de malades qui la subissent, et caractérisée par tous les dérangements sensibles qui peuvent survenir dans les fonctions de l'estomac par suite d'une altération quelconque dans la vitalité de cet organe.

Au point de vue symptomatologique comme

au point de vue pathologique, on doit en admettre plusieurs variétés. En outre, elle se trouve souvent liée à d'autres affections, soit de l'estomac lui-même, soit à des maladies générales. Lorsqu'il s'agit de gastralgies fixes, augmentées ou non par l'introduction des aliments, on devra recourir aux eaux de Plombières, ainsi que toutes les fois que ces douleurs seront sous la dépendance d'un principe rhumatismal.

La dyspepsie nerveuse atteint souvent l'enfance et amène de nombreuses complications qui relèvent des eaux de Plombières M. le Dr Jules Simon, dans des savantes leçons faites à l'hôpital des Enfants malades, s'exprime, en parlant de la dyspepsie nerveuse, dans les termes suivants :

« On rencontre souvent des petites filles de
« 8 à 10 ans, atteintes de gastralgies et de dys-
« pepsie accompagnées de coliques intestinales
« et de céphalalgie atroce. Chez quelques-unes,
« l'élément douleur est seul en cause avec le
« trouble fonctionnel ; chez d'autres, on observe
« des vomissements incoercibles. Cette dyspep-
« sie nerveuse et ces vomissements tenaces sont
« pour ainsi dire l'apanage des petites filles.
« Elle constitue une étape dans le développe-

« ment de l'hystérie. On rencontre aussi, sou-
« vent, le même état chez quelques garçons.

« Toutes ces perturbations gastro-intestinales
« trouveront à Plombières un soulagement réel
« et souvent une guérison définitive. Les enté-
« rites, les entérocolites chroniques devront
« aussi être traitées par ces mêmes eaux ther-
« males. L'engorgement chronique du foie, qui
« les accompagne fréquemment, loin de présen-
« ter une contre-indication, plaide en leur faveur,
« Plombières réussit à merveille dans les
« hyperhémies hépatiques.

« Je possède un plus grand nombre de ces
« cas heureux chez l'adulte, en raison de la fré-
« quence plus grande de l'état dyspeptique à
« cet âge-là. Quand l'atonie, l'état nerveux pré-
« dominent, Plombières est indiqué aux adultes
« comme aux enfants ».

De la dyspepsie. — Comme pour la gastralgie
ses causes sont multiples et en rapport avec la
multiplicité des phénomènes qui se passent
dans l'estomac.

Le caractère constitutionnel des maladies
influe aussi sur la dyspepsie. Lorsque la dyspepsie est sous l'influence de la diathèse rhumatismale, ou de la diathèse herpétique, les
eaux de Plombières sont formellement indi-

quées : il n'en est pas de même si la dyspepsie est symptomatique de cancer, tubercules, etc.

Dans la DYSPEPSIE FLATULENTE A FORME DOULOU-REUSE, l'action sédative des eaux de Plombières produit les plus heureux effets.

Dans bien des cas, la gastralgie et la dyspepsie se montrent comme des phénomènes secondaires, au milieu d'un cortège de symptômes dus à des affections diverses ; la santé générale décline, et comme les malades ne digèrent pas, ils s'affaiblissent chaque jour.

Les eaux de Plombières, sédatives, calmantes, remplissent une indication que M. le professeur Axenfeld formule ainsi :

« Combattre la douleur est souvent le vrai moyen de faire digérer, et, faire digérer, assimiler. n'est-ce pas l'indication capitale dans une foule de névropathies qui se rattachent à un état de débilité générale ? »

Aussi ajoutons-nous :

1° Une maladie peut être accessible à un traitement qui ne s'adresse qu'à un de ses éléments secondaires.

2° Toutes les fois que des troubles digestifs affecteront plus particulièrement la forme douloureuse, on pourra avec grand espoir de succès recourir au traitement des eaux de Plombières, dont l'action éminemment sédative amènera toujours un amendement notable des phénomènes nerveux, et pourra même, dans certains cas. par un heureux retentissement sur l'état général, dissiper la maladie elle-même.

LA DILATATION DE L'ESTOMAC, le plus souvent la conséquence et la terminaison d'un long état dyspeptique et d'un état neurasthénique, est une des affections qui relèvent de l'action des eaux de Plombières.

MALADIES DE L'INTESTIN

Comme pour la gastralgie et la dyspepsie stomacale, Plombières remplit les mêmes indications pour les *entéralgies* et la *dyspepsie gastro-intestinale*. Ici encore ce sont les indications tirées de l'état diathésique qui feront diriger sur Plombières les arthritiques, rhumatisants et herpétiques atteints d'entéralgie ou de dyspepsie intestinale.

Mais l'intestin présente d'autres lésions fonctionnelles aussi sérieuses.

LA DIARRHÉE CHRONIQUE est une maladie des plus fréquentes, et certains médecins considèrent avec raison les eaux de Plombières comme un véritable spécifique de la diarrhée.

On compte, en effet, chaque année un grand nombre de succès dans le traitement de cette maladie, mais cependant un certain nombre de malades quittent Plombières sans avoir tiré du traitement hydro-minéral le résultat espéré. Cela tient souvent à la manière dont le traitement a été suivi et aussi à la nature de la diarrhée. En effet la diarrhée reconnaît des causes diverses.

La diarrhée est un symptôme qui peut être le résultat d'affections diverses et peut être provoqué par des phénomènes bien différents.

La diarrhée chronique simple succède quelquefois à un état inflammatoire aigu, ou survient à la suite de certaines maladies graves. Quelques-unes de ces diarrhées cèdent facilement au traitement minéral, excepté quand les malades sont dans la convalescence d'affections graves qui laissent après elles certaines complications. La diarrhée peut encore être produite par l'ingestion de substances irritantes ou difficiles à digérer, dont le contact avec l'intestin provoque un travail inflammatoire de la muqueuse et l'hypersécrétion des sucs intestinaux.

Il faut faire cesser la cause et user du traitement sédatif, calmant des eaux de Plombières.

Chaque année, on constate la guérison de malades atteints de diarrhée miasmatique gagnée le plus souvent dans les colonies. Comme on le verra plus loin, les eaux de Plombières ont une action énergique contre l'intoxication paludéenne.

Les diarrhées arthritiques, herpétiques, rhumatismales, les diarrhées du goutteux ressortent des eaux de Plombières, comme les diathèses dont elles sont l'expression.

L'ENTÉRITE PSEUDO-MEMBRANEUSE OU MUQUEUSE si fréquente, surtout chez les jeunes sujets, est toujours heureusement modifiée par les eaux de Plombières. Aussi le nombre des enfants qui fréquentent notre station va-t-il en augmentant tous les ans.

LA PERITYPHLITE, cette affection si grave, si sujette à répétition, est une des affections contre lesquelles Plombières agit le plus efficacement. Pendant le cours du traitement, on peut constater la diminution, puis la disparition de l'engorgement ; les rechutes deviennent plus rares et un grand nombre de médecins ont pu constater les heureux effets des eaux de Plombières dans cette affection, qui à la longue fait courir de sérieux dangers aux malades qui négligent de se soigner à temps.

L'ATONIE INTESTINALE, accompagnée si souvent de *constipation* est souvent traitée avec succès à Plombières. Grâce à la médication traditionnelle employée à Plombières contre les désordres intestinaux, bains, douches ascendantes, massage de l'abdomen, eau savonneuse, un grand nombre de malades voient leur intestin reprendre la régularité de ses fonctions.

FIÈVRES INTERMITTENTES CHRONIQUES

Bien avant la découverte de l'arsenic dans la composition des eaux de Plombières, les malades atteints d'affections paludéennes venaient à Plombières pour y chercher la guérison. La présence de l'arsenic explique aujourd'hui les résultats obtenus à Plombières. On ne rencontre pas seulement cette intoxication chez l'adulte, mais aussi chez les enfants et chez eux aussi avec ses terribles conséquences.

Nous reproduisons ici textuellement le passage suivant, tiré d'une leçon de M. le docteur Jules Simon, médecin de l'hôpital des Enfants malades.

« L'empoisonnement palustre chez les enfants peut provoquer, par sa persistance, une anémie

profonde d'abord , puis un état cachectique.
Pénétrés de la gravité de ces accidents extrêmes,
il est de votre devoir, dis-je, de conseiller, après
l'usage infructueux des préparations de quinquina et d'arsenic, le traitement par les eaux
minérales. J'adresse d'abord mes malades à
Plombières, puis viennent au deuxième rang
Royat et la Bourboule. Je commence donc toujours par les eaux de Plombières. Tous les enfants atteints de fièvres intermittentes chroniques
sont précisément sujets à des troubles digestifs
qui les épuisent. »

« En rétablissant ces importantes fonctions,
l'anémie diminue, les forces reviennent. Si, vous
basant sur l'hypertrophie chronique du foie,
vous y cherchiez la principale indication du
traitement minéral et si vous choisissiez en conséquence les eaux alcalines de Vichy et de Vals,
vous feriez fausse route et vos petits malades
tomberaient dans un état de faiblesse plus
accentué encore, sans le moindre profit pour
leur rétablissement. »

« Le mode d'action de Plombières n'est pas celui
d'une simple hydrothéraphie chaude, puisqu'on
ne peut rien obtenir de semblable avec des
bains chauds pas plus qu'avec des douches
chaudes d'eau de Seine, mais cette action est

aussi incontestable qu'inexplicable, aussi bien par rapport à la fièvre intermittente que par rapport aux autres affections dans lesquelles nous l'avons déjà rencontrée. »

« Le nombre des enfants que j'ai eu à traiter de la fièvre intermittente chronique est relativement grand, en comparaison de celui des adultes. Mais dans ces deux âges, j'ai vu à Plombières des cures étonnantes. »

« Vous enverrez donc à Plombières vos malades, petits ou grands, atteints d'empoisonnement palustre à forme chronique. Vous ne perdrez pas de vue que leur état a déjà résisté au changement d'air, au quinquina, à l'arsenic et, qu'à bout de ressources, les malades doivent faire grand cas de la guérison qui les attend à Plombières dans les trois quarts des cas, sans parler d'une amélioration certaine dans la plupart des autres. De tels résultats positifs ne peuvent être infirmés par quelques résultats négatifs. »

MALADIES DES FEMMES

Les affections qui se présentent le plus communément à Plombières, après les maladies des organes digestifs, sont celles de l'utérus et de ses annexes, et il faut dire que dans une infinité de circonstances, que nous allons sommairement préciser, nos eaux méritent la vogue dont elles jouissent.

1° Dans les NÉVROSES UTÉRINES caractérisées par tous les accidents *hystériques* ou *hystériformes*, alors surtout que les malades sont d'un tempérament nerveux, et que leur santé générale appauvrie demande à être relevée, on peut compter sur leur efficacité;

2° Dans les NÉVRALGIES UTÉRINES essentielles et surtout dans celles qui se lient à la diathèse rhumatismale, on obtient des résultats tout à fait satisfaisants.

3° Dans les LEUCORRHÉES SIMPLES, qui prennent leur source dans un tempérament lymphatique ou débilité par une cause quelconque, nos eaux réussissent en général si bien, qu'elles semblent agir à la façon d'un remède spécifique. Cette remarque a été faite par tous les médecins qui se sont occupés des eaux de Plombières. *Jean Winter*, médecin de François Ier, dit à cette occasion : *albos mulierum fluores præsentes discutiunt.*

Quand la leucorrhée tient à une irritation catarrhale de la membrane muqueuse utérovaginale, le succès n'est guère moins certain mais dans ce cas, le traitement doit être plus long et plus spécialisé ; il faut agir sur les organes malades, directement, en même temps que par les bains et les douches on provoque une vive révulsion à la peau.

4° Dans les MÉTRITES CHRONIQUES, LES ENGORGE-MENTS DE L'UTÉRUS, souvent liés à d'autres altéra-tions du même organe, tels que érosions ou ulcérations du col, catarrhe, etc., les eaux de Plombières exercent une heureuse influence, grâce à leurs propriétés sédatives et résolutives. .

Ces maladies sont souvent sous l'influence d'une constitution déterminée ou d'une diathèse. Le lymphatisme qui rend les engorgements plus tenaces, et l'herpétisme qui provoque un état catarrhal plus difficile à combattre, indi-quent les eaux de Plombières, tandis que la diathèse scrofuleuse présente d'autres indica-tions.

Mais il est un élément qui prend, dans la grande majorité des cas, une importance domi-nante, surtout chez les femmes affaiblies, pri-mitivement ou consécutivement, c'est l'*élément névropathique*; cette circonstance peut provenir soit de ce que les affections utérines apparais-sent de préférence chez les femmes de semblable constitution, soit de ce que l'état nerveux se développe fréquemment comme conséquence des affections utérines.

« Ici, la considération de l'état névropathique domine d'autant plus l'indication, que, d'une part, il se montre par lui-même un obstacle direct à la guérison, et que, d'une autre part, il rend impossible toute action thérapeutique qui ne s'y rapporte pas formellement. » (*Dictionnaire des eaux minérales.*)

Il faut alors recourir aux eaux sédatives, et en même temps user de la plus grande circonspection dans l'emploi des bains et surtout des douches.

5° LES TROUBLES DE LA MENSTRUATION, tels que l'aménorrhée ou la dysménorrhée de l'âge de la puberté, ou celle qui affecte les personnes d'un âge plus avancé, ou bien encore les troubles de l'époque de la ménopause sont combattus, le plus souvent, avec un grand succès, par les eaux de Plombières.

6° Les eaux de Plombières jouissent depuis les temps les plus reculés, d'une réputation méritée dans le traitement de la STÉRILITÉ surtout dans les cas d'atrésies du col.

GOUTTE

Depuis les temps les plus anciens, les goutteux sont venus demander aux eaux de Plombières un remède à leurs maux. Leur affluence était telle que le bain des Capucins s'appelait aussi *bain des Goutteux*. Chaque année un grand nombre de ces malades viennent à Plombières. Il importe de rappeler ici ce que disent les auteurs du *Dictionnaire des eaux minérales* :

« Le traitement de la goutte comporte deux séries d'indications : 1° indications relatives à la diathèse elle-même ; 2° indications relatives aux manifestations de cette diathèse. Les manifestations actives et fluxionnaires de la goutte aiguë n'existant qu'à titre d'effets passagers de la goutte en puissance, et n'étant pas d'ailleurs du ressort de la médication thermale, nous n'aurons à nous en préoccuper ici que pour la part qu'elles prennent à l'opportunité de la médication et à la direction du traitement. Mais les manifestations de la goutte chronique, revêtant le caractère d'altérations fixes et persistantes par elles-mêmes, en dehors même de la cause qui les a engendrées, réclament un traitement particulier

« En médecine thermale, la distinction des indications relatives, soit à l'état diathésique, soit à ces manifestations, correspond assez exactement à celle de la goutte aiguë et de la goutte chronique.

« Nous avons été amené, à la suite de l'observation d'un grand nombre de malades confiés à nos soins, à cette conclusion que ce sont surtout les cas de *goutte franche* qui sont les plus heureusement influencés par les eaux de Plombières, et principalement lorsque la goutte s'accompagne d'un état d'*éréthysme* nerveux.

« On ne doit recourir au traitement thermal que dans les intervalles des accès de goutte, et à une époque aussi éloignée que possible des accès passés ou des accès futurs; ceci dans la limite des appréciations qu'il est permis d'établir dans la marche comme dans la maladie chez tel ou tel individu.

« Lorsque la goutte existe à un degré déterminé, il importe que ses manifestations puissent subir leur évolution en toute liberté. Les moyens que l'on peut tenter pour en atténuer les effets les plus violents n'appartiennent pas à la médication thermale.

« Ce premier précepte, relatif à l'époque du traitement, conduit à un second, relatif à la direction. C'est qu'il doit toujours être administré avec beaucoup de ménagements et de circonspection, afin qu'il ne puisse jamais entraîner d'effets perturbateurs ou *métasyncritiques*, comme les appelait Prunelle. » (*Dictionnaire des eaux minérales.*)

____

RHUMATISME

« Le traitement du rhumatisme considéré en lui-même, ce qui ne veut pas dire sous une forme abstraite, mais dans des conditions aussi simples que possible, présente ceci de particulier, qu'il est à peu près indépendant de la qualité des eaux elles-mêmes ou de leur minéralisation propre. Il exige seulement la réunion de deux circonstances :

1º Une haute thermalité ;

2º L'intervention d'agents hydrothérapiques suffisants

La thermalité est donc la première condition exigée dans le traitement du rhumatisme.

Mais il n'en faudrait pas déduire que les eaux minérales agissent exclusivement par leur thermalité. On ne saurait précisément obtenir, des eaux douces élevées à une égale température, des effets semblables à ceux qu'on obtient des eaux minérales. C'est que ces eaux, et les moins minéralisées d'entre elles, offrent cette particularité, que leur application détermine toujours un certain degré d'excitation des fonctions cutanées, et une tonicité particulière, qui les distinguent parfaitement des eaux douces. Ainsi, thermalité jointe à une minéralisation quelconque, voilà le premier terme de cette question thérapeutique.

Mais les manifestations rhumatismales ne cèdent pas toujours à l'unique emploi de la thermalité, même accompagnée d'une minéralisation active.

Elles réclament souvent des pratiques toutes particulières, qui nécessitent l'intervention des agents dits *balnéothérapiques*, tels que douches, étuves, massage. Une station ne conviendra donc spécialement au rhumatisme qu'autant qu'elle joindra à une thermalité élevée un développement convenable dans le sens de l'installation balnéothérapique.

Ainsi les eaux les mieux appropriées au rhumatisme, considérées d'une manière générale, sont elles des eaux très peu minéralisées ou très peu caractérisées par leur minéralisation. La raison est que, douées de qualités médicamenteuses très faibles, et souvent problématiques, elles ont dû chercher dans le développement des pratiques balnéothérapiques une compensation à leurs qualités négatives, et nous offrent ainsi les exemples des meilleures installations ; et d'un autre côté, ne possédant par elles-mêmes qu'une activité physiologique très restreinte, on peut sans inconvénient les utiliser aux températures élevées qui appartiennent à la plupart d'entre elles.

Il n'en est pas de même des eaux fortement minéralisées, et auxquelles leur propre constitution prête une activité physiologique déterminée. Ici, l'emploi d'une thermalité élevée est beaucoup plus délicat et ne peut s'appliquer qu'à des cas très restreints ; en outre les installations balnéothérapiques n'y occupent souvent qu'une place assez secondaire. »

« Le rhumatisme trouve à Plombières une médication très appropriée. Les rhumatismes *sans matière*, qu'ils occupent les articulations, les muscles ou des organes divers, sont ceux que réclament les eaux de Plombières. Quand le rhumatisme est voisin de l'état aigu, les articulations très douloureuses, le malade très irritable, on prescrit les bains tempérés et à durée soigneusement mesurée. Quand le calme est rétabli. et que le symptôme de la douleur a à peu près disparu, on donne les bains plus longs. puis les douches et des étuves.Cependant même alors, il convient de procéder par une progression ménagée dans la chaleur et la durée des bains. »

« Il résulte de ces sages prescriptions que les eaux de Plombières, considérées en elles-mêmes, agissent dans le rhumatisme comme un *sédatif*, et qu'il faut recourir à leur thermalité pour obtenir une action *curative*.

« A côté du rhumatisme peuvent exister des conditions constitutionnelles ou diathésiques qui dominent l'indication thérapeutique, ou bien des affections locales organiques ou constitutionnelles qu'il n'importe pas moins de prendre en considération,ou bien le rhumatisme peut occuper quelque point inusité ou irrégulier, dans tel ou tel appareil d'organes ; ou bien enfin il peut avoir déterminé quelques lésions de tissu, épaississement, engorgement, dégénérescence même. (Durand-Fardel, *Op. cit.*)

Le rhumatisme atteint quelquefois des organes viscéraux. C'est ordinairement sous forme de *gastralgie.* d'*entéralgie*, ou sous des formes moins communes et plus difficiles à saisir. Les manifestations rhumatismales qui affectent le tube digestif (dyspepsie, gastralgie rhumatismale) sont traitées avec succès à Plombières, comme la diathèse même qui leur imprime son caractère.

MALADIES DE LA PEAU

On traite à Plombières un certain nombre de malades atteints d'affection de la peau. L'efficacité des eaux de Plombières n'est pas suffisamment connue. Voici comment s'exprimait l'illustre Biett :

« Il est rare que les maladies de la peau, de quelque nature qu'elles puissent être, soient dirigées aux eaux de Plombières ; et cependant ces eaux agissent évidemment sur les fonctions exhalantes de l'enveloppe tégumentaire. Employées avec soin et avec persévérance elles pourraient être utiles dans les formes papuleuses graves qui laissent toujours à leur suite une sécheresse et un épaississement notable du derme. J'ai eu occasion de voir plusieurs cas de ce genre modifiés d'une manière très marquée chez des personnes qui avaient été à Plombières pour des phlegmasies chroniques du tube digestif. La peau s'est assouplie, les rides transversales se sont affaissées, et les surfaces desséchées se sont peu à peu humectées par la transpiration insensible.

« J'ai vu les mêmes résultats pour plusieurs cas de *psoriasis diffusa*. La résolution a été plus difficile à obtenir dans d'autres formes. Dans le *psoriasis guttata* et la *lepra vulgaris*, je n'ai vu que des modifications passagères ; mais j'ai observé deux cas de modifications complètes du *psoriasis diffusa*.

« J'ai aussi vu des effets utiles des bains de Plombières dans les formes *eczématiques*. Je suis convaincu que les eaux de Plombières pourraient avoir une efficacité réelle dans les maladies du système dermatoïde. »

Voici comment M. le Dr Bazin s'exprime en parlant de Plombières :

« Les applications de Plombières sont nombreuses. En premier lieu, nous plaçons, comme étant leurs tributaires, les manifestations cutanées de l'herpetis. » (*Leçons* sur le traitement des maladies chroniques.)

MALADIES DU SYSTÈME NERVEUX

La douceur extrême des eaux de Plombières, la quiétude, le bien-être qu'on éprouve en s'y baignant en ont fait à toutes les époques le remède par excellence dans les souffrances si nombreuses, si variées du système nerveux.

Les nerfs sont à la fois les instigateurs et les régulateurs de toutes les fonctions de l'économie humaine, et c'est par eux que s'établissent les rapports, la dépendance qui les lient dans une étroite solidarité. Cette part souveraine que nous leur accordons dans l'existence, fera comprendre à quel point et avec quelle fatale nécessité leurs souffrances ou même leurs plus simples troubles fonctionnels doivent jeter de perturbation dans les actes de la vie.

Leurs maladies bien connues, bien distinctes, consistent dans l'exagération, la diminution ou la perte totale des facultés qui leur sont dévolues : de là, les névralgies, les convulsions et les paralysies. Voyons successivement celles de ces affections que nos eaux peuvent combattre avec efficacité.

Névralgie. — Tous les malades ne peuvent pas être envoyés avec la même confiance à Plombières. Il y en a qui dépendent du principe rhumatismal, que nos eaux combattent victorieusement. C'est surtout lorsque le malade est atteint de névralgies de l'estomac et de l'intestin, et qu'il se trouve sous l'influence de la diathèse rhumatismale que le traitement a les plus heureux effets.

Une des névralgies qui amène le plus de malades à Plombières est la sciatique. La sciatique reconnaît des causes diverses.Celle qui est sous la dépendance de la diathèse arthritique cède ordinairement·assez vite aux moyens dont nous disposons. La sciatique due à une névrite peut être également combattue à Plombières, mais il faut avoir soin de bien faire le diagnostic différentiel entre la sciatique inflammatoire et la sciatique rhumatismale, car les moyens thérapeutiques ne sont pas les mêmes, et l'emploi de tel moyen qui conviendrait parfaitement pour la sciatique rhumatismale, pourrait aggraver en l'exaspérant, une sciatique inflammatoire. Quant aux sciatiques symptomatiques, leur pronostic varie avec l'importance de la gravité de la cause qui les produit, et l'on comprend que le succès du traitement est subordonné à la nature de la maladie primitive.

Paralysie. — Les eaux de Plombières agissent d'une manière efficace dans un certain nombre de cas de paralysies. Elles agissent non seulement en imprimant par leurs principes minéralisateurs une modification profonde à toute l'économie, mais elles exercent bien plus directement encore une action puissante sur les troncs et les épanouissements nerveux, et sur le système circulatoire des organes paralysés, par leur calorique qui est un excitant radical de la vie organique et par la percussion et le massage des douches.

On a beaucoup vanté l'efficacité des eaux de Plombières dans les paralysies qui ont leurs causes dans la moelle ou dans ses enveloppes et l'expérience a appris qu'en effet, elles réussissaient à merveille dans quelques circonstances qu'il importe de bien préciser, car toutes les fois que les phénomènes de la maladie pourront révéler une lésion organique quelconque de cet organe, soit un ramollissement, une dégénérescence, une affection tuberculeuse, etc., les eaux seront impuissantes comme tous les autres moyens.

Mais lorsque la paralysie aura succédé à des douleurs aiguës de la colonne vertébrale, à des efforts quelconques, ou qu'elle sera développée chez *un rhumatisant* à la suite d'un refroidissement ou bien encore dans la convalescence de certaines maladies ou bien chez des personnes chloroanémiques ou névropathiques, ou bien encore sous l'influence d'une congestion des méninges rachidiennes ou une irritation de la moelle, alors on pourra fonder une espérance de légitime succès dans l'emploi de nos eaux.

Paraplégie. — Les eaux de Plombières ne

conviennent pas à toutes les formes de paraplégie. Les paraplégies par intoxications, et celles
qui succèdent à de grands traumatismes ont des
indications tout autres. Mais il n'en est pas de
même de certaines formes que nous allons indi-
quer.

Les paraplégies d'origine *rhumatismale* (qui
sont les plus fréquentes) sont très heureusement modifiées par le traitement balnéaire. Les
eaux de Plombières sont spécialement indiquées
quand les phénomènes d'hyperesthésie démon-
trent que l'action excito-motrice des nerfs sen-
sitifs n'est pas entièrement abolie et tend plutôt
à s'exagérer sous des influences morbides.

« Comme toutes les paraplégies *névropathiques*, celle qui se relie à l'hystérie contre-indique
les eaux *trop actives*, et, se mettant au point de
vue de l'irritation spinale, admise par beaucoup
de pathologistes, c'est au bain formellement *sédatif* qu'on doit recourir pour les accidents ca-
ractéristiques de névrose essentielle. » (*Dictionnaire des Eaux minérales.*)

Paris. — Typ. A. DAVY, 52, rue Madame.

www.ingramcontent.com/pod-product-compliance
Ingram Content Group UK Ltd.
Pitfield, Milton Keynes, MK11 3LW, UK
UKHW021131140726
13695UKWH00004B/1840